山本直英

1932年生于东京,毕业于早稻田大学,曾任吉祥女子初中及高中副校长、"人类与性"教育研究所所长。1968年开始致力于性教育的实践与研究。2000年去世。

和歌山静子

1940年生于京都,是日本儿童出版美术家联盟会员。活跃在绘本、插图等创作领域,作品曾获日本绘本奖,亲切的画风深受孩子们的喜爱。

爱的故事

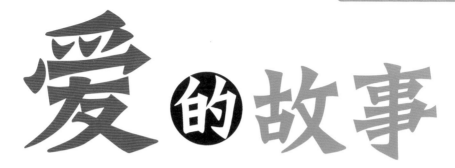

〔日〕山本直英 ◎著
〔日〕和歌山静子
王 伦◎译

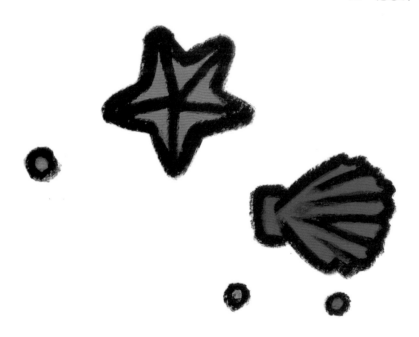

北京科学技术出版社

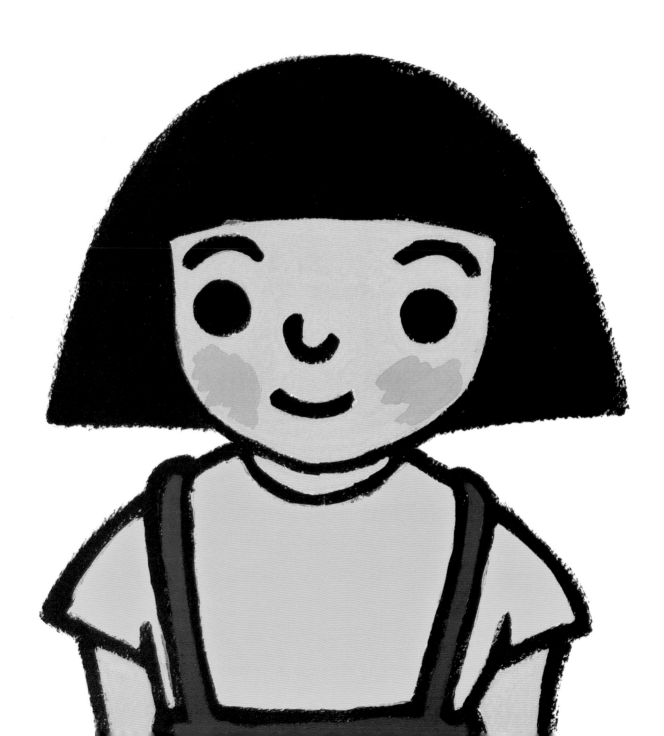

我的名字叫"爱"，
念起来就是"ài"。
我是一个平时总爱穿 T 恤衫和裙子的
健康的小姑娘。

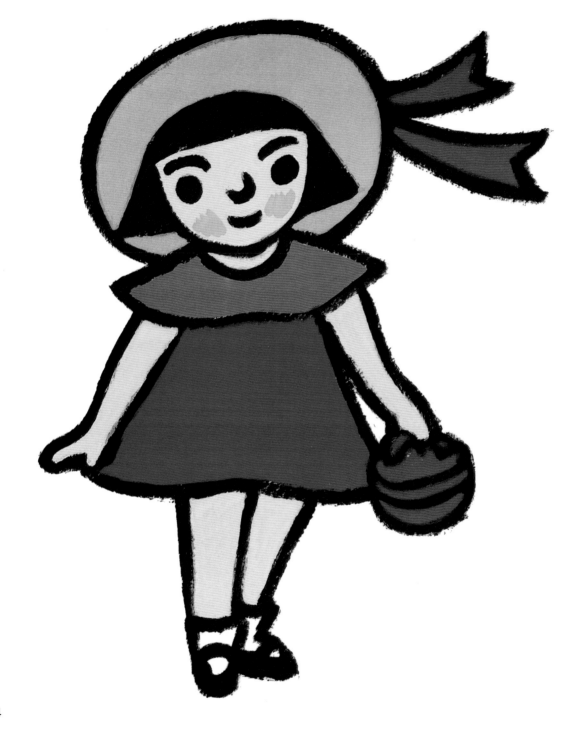

外出的时候，

我会穿上这样的衣服，

看起来比平时更加文静、乖巧。

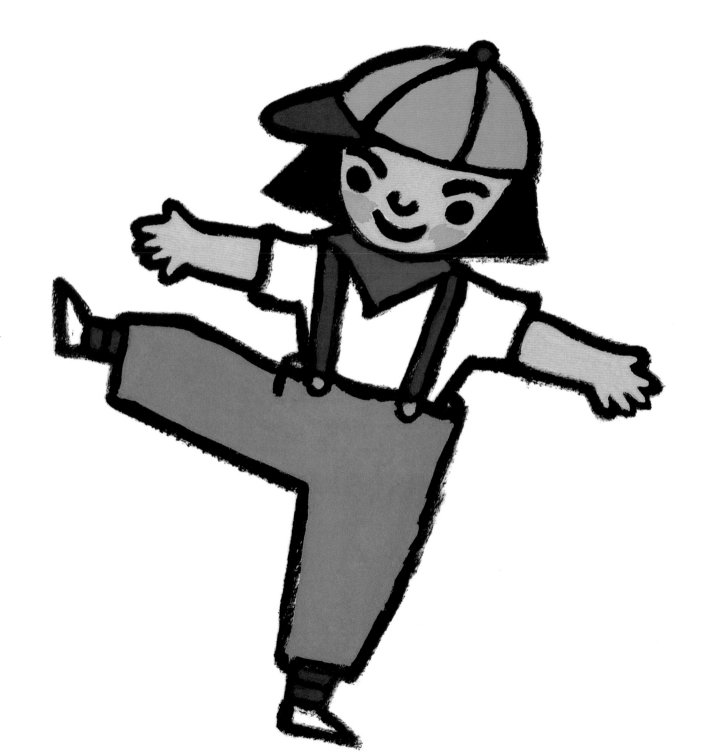

穿上牛仔裤以后，

我立刻充满了活力，

走路时想要迈大大的步子。

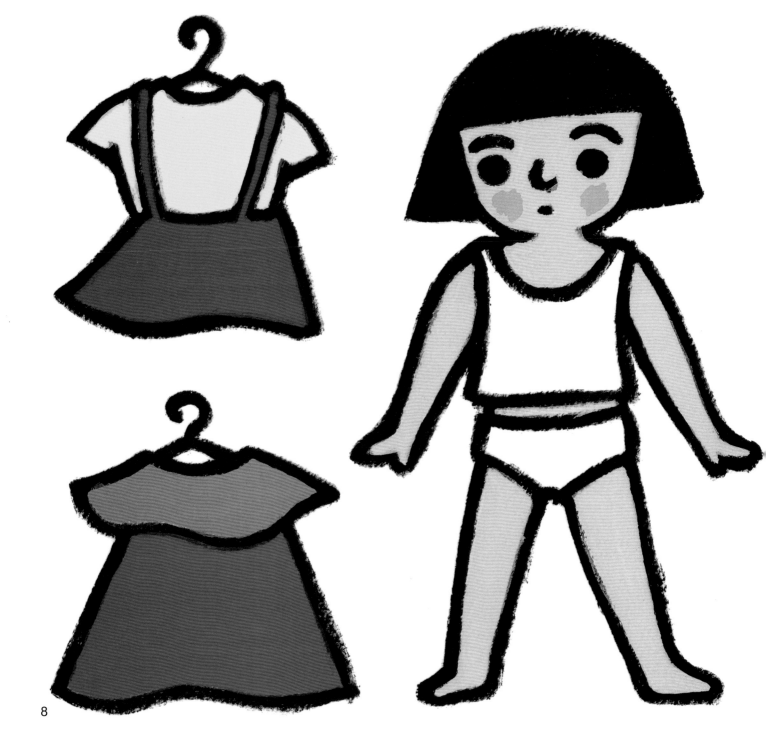

穿的衣服不同，心情也会不同。
因为衣服不仅保护着我们的身体，
还呵护着我们的心灵。

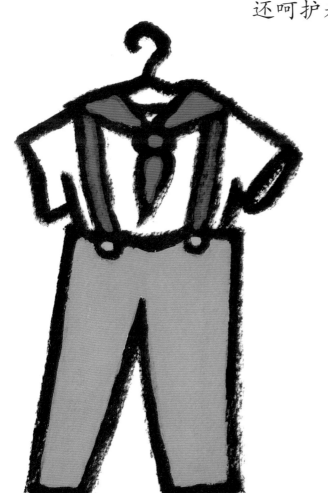

我也非常喜欢
脱掉衣服，光着屁股。
当然，我只是在洗澡的时候
才脱掉衣服、光着屁股哦。

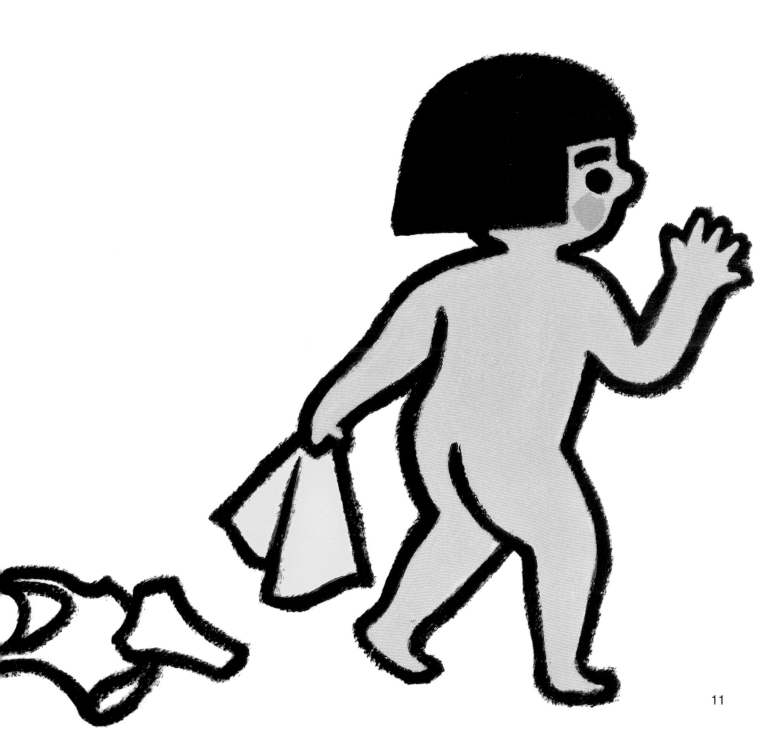

11

洗澡的时候，身体被泡得暖暖的，
心灵也会随之沉静下来。
所以，我喜欢光着屁股的自己。

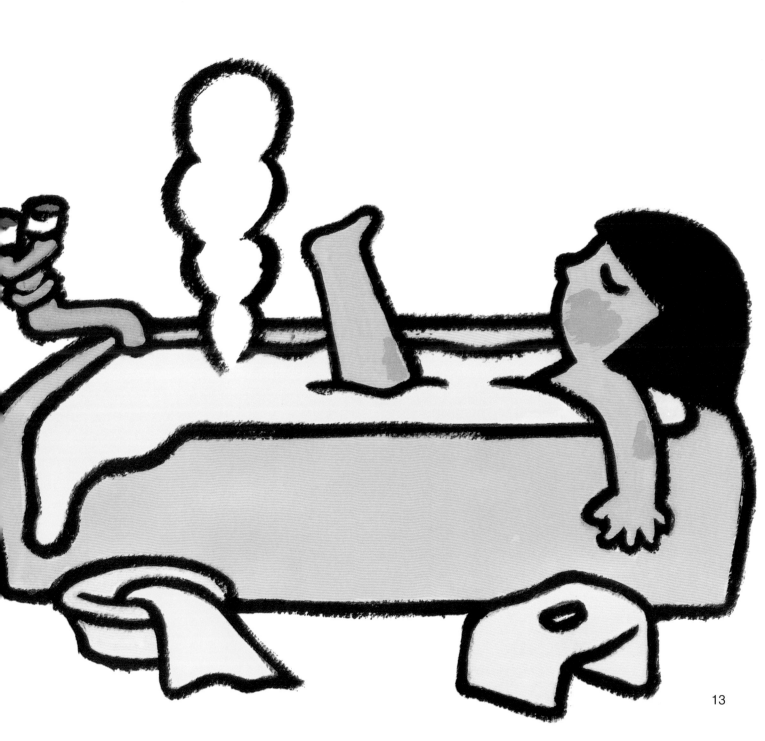

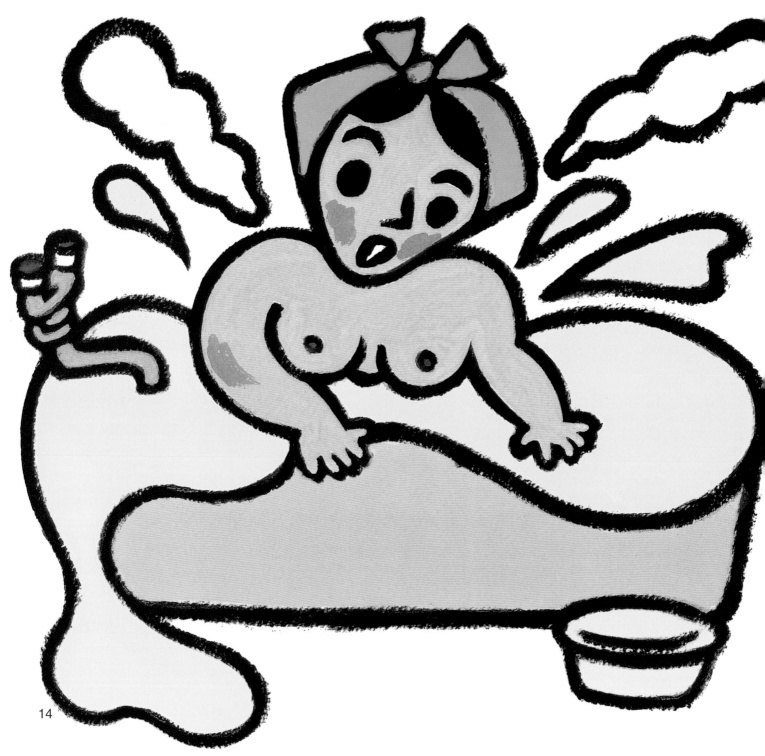

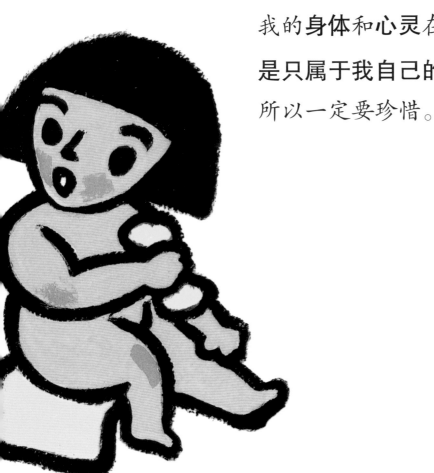

妈妈和我一起洗澡的时候说，
我的**身体**和**心灵**在这个世界上是唯一的，
是只属于我自己的东西，
所以一定要珍惜。

妈妈还告诉我，
穿着内裤的身体部位
是"**私密地带**"，
如果有除了我自己以外的人
抚摸或者偷窥，
应该马上——

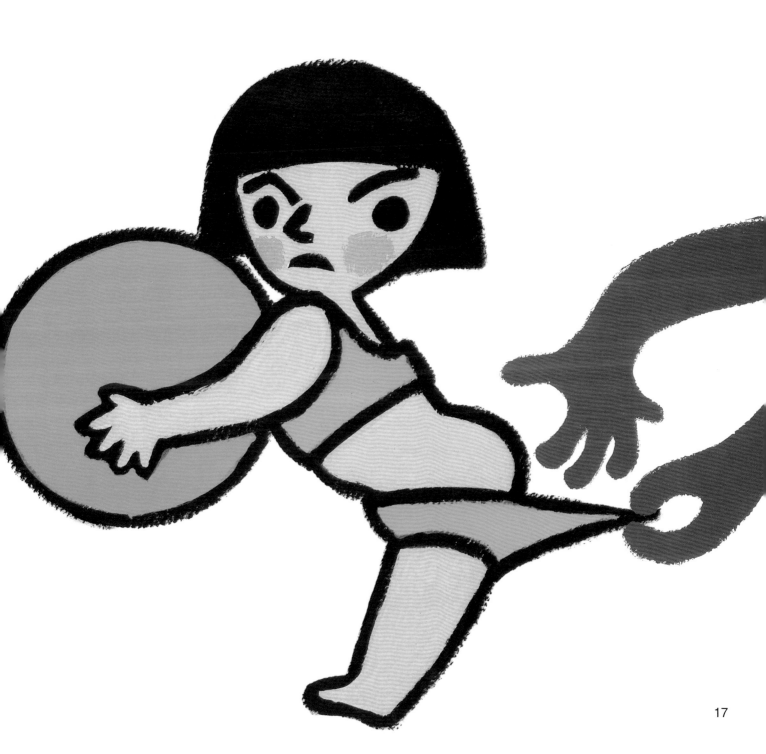

又响亮又清楚地说："住手！"

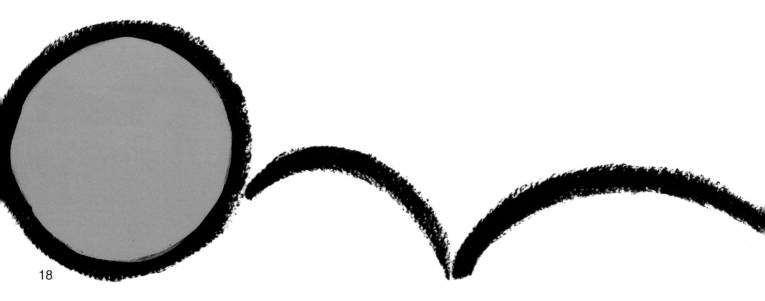

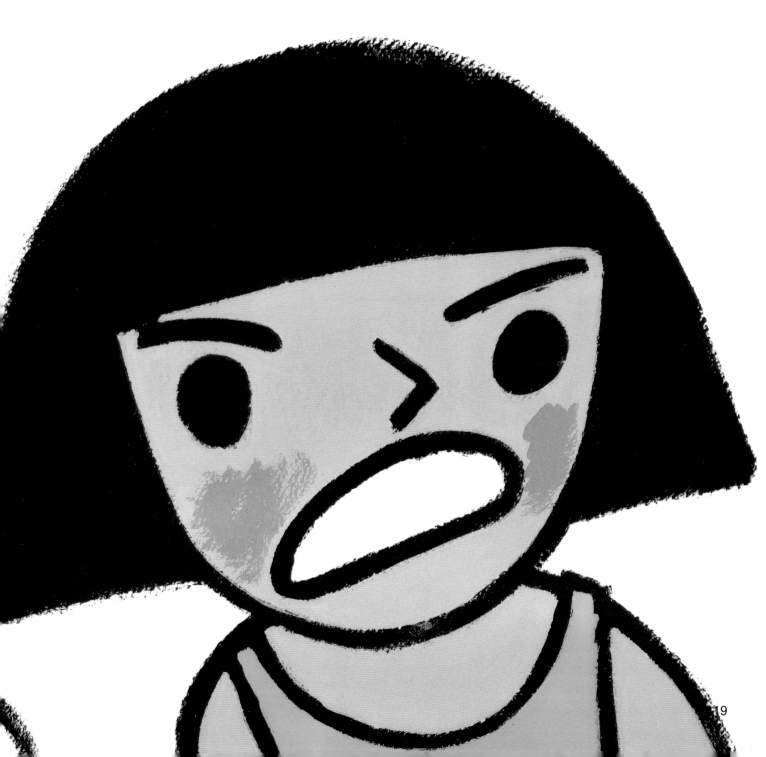

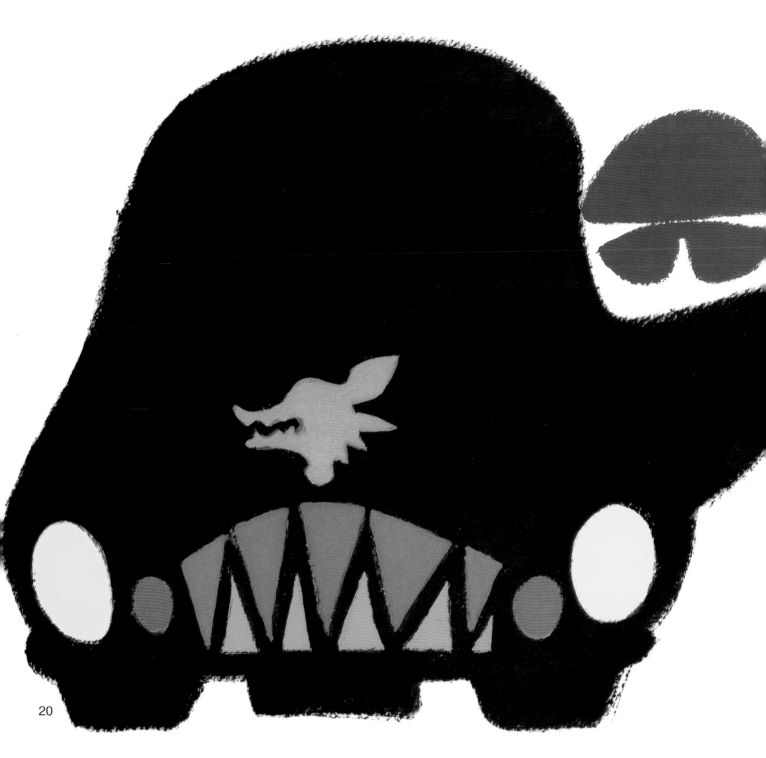

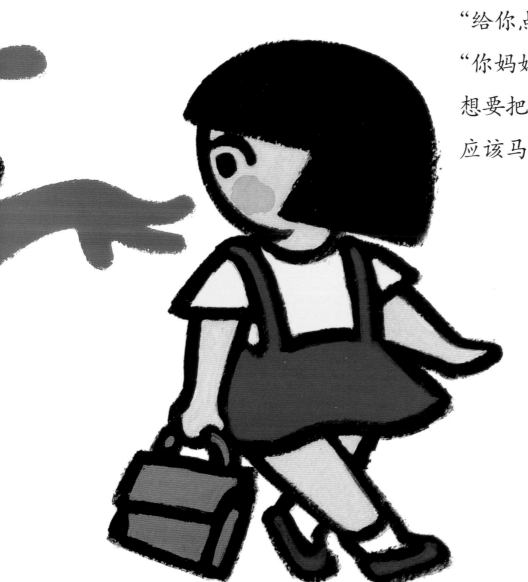

如果有陌生人对我说
"给你点心"，
"你妈妈叫你"……
想要把我带上车的话，
应该马上——

大声拒绝。

绝对不要跟他走，
或者上他的车。

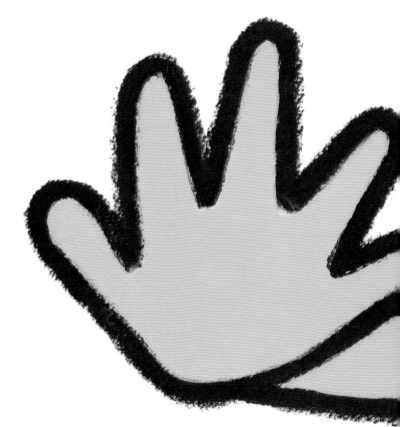

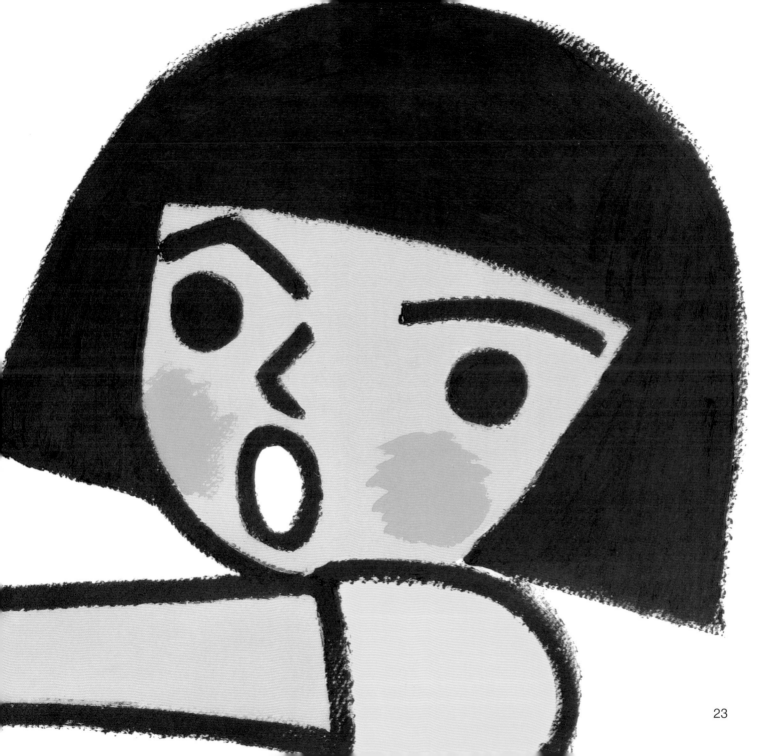

23

如果有人让我抚摸
或者看他的“私密地带”，
也一定要大声拒绝。

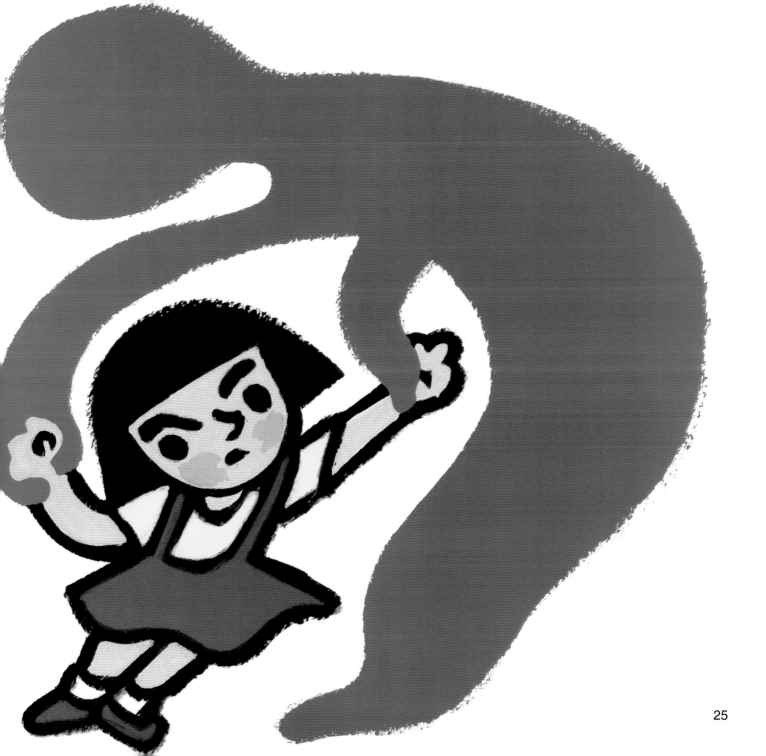

还要把这件事 **告诉** 身边的大人，
比如妈妈、老师或者警察。

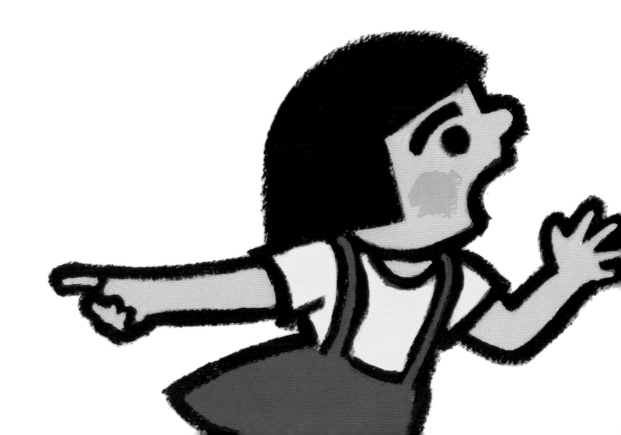

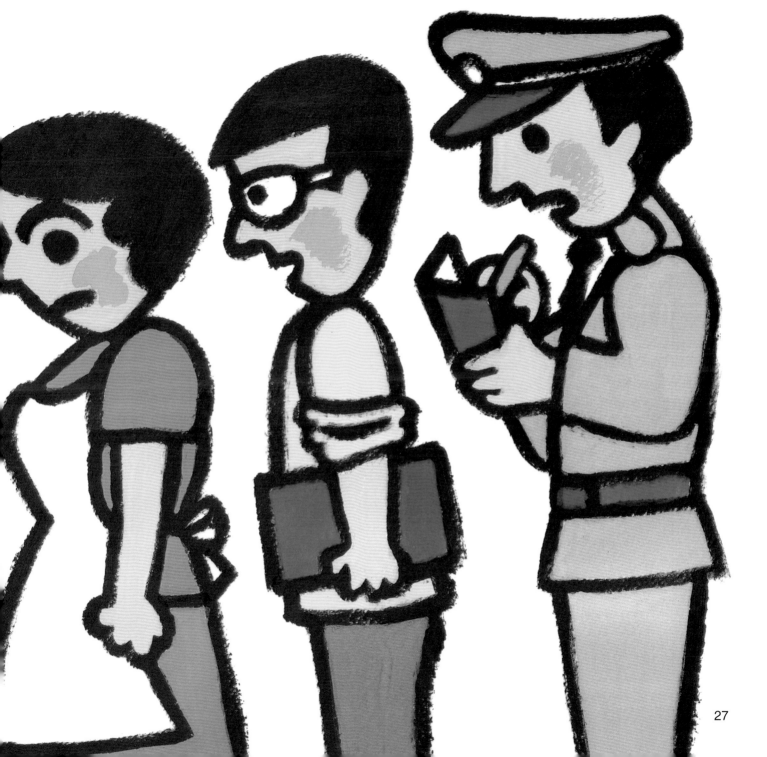

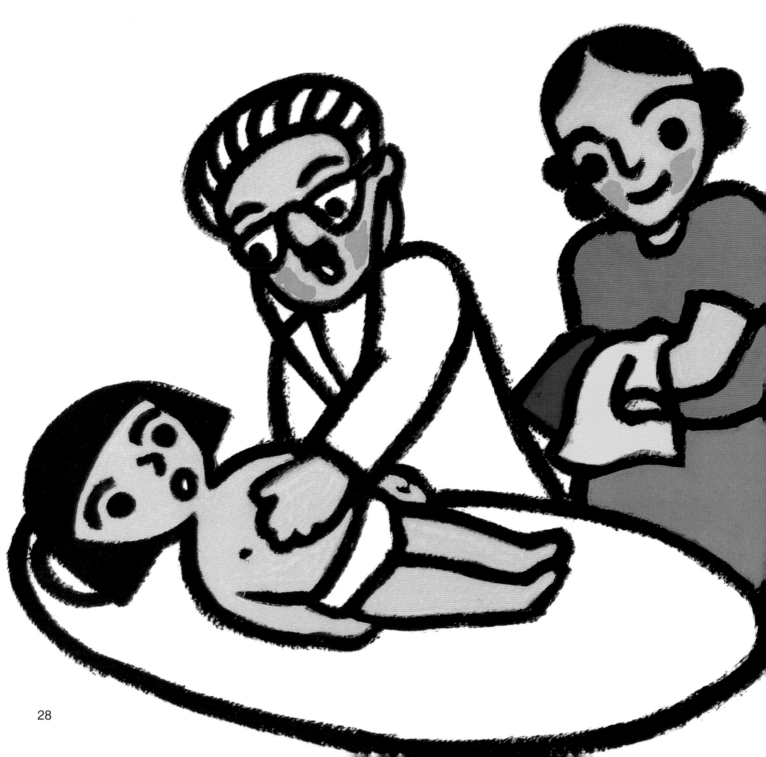

不过，生病或者受伤的时候，
我需要妈妈和医生的保护。
这时，可以放心地请他们
观察、诊断和治疗。

仅仅依靠衣服，
是不能保护好身体和心灵的。
最能保护我的身体的，
就是我自己。

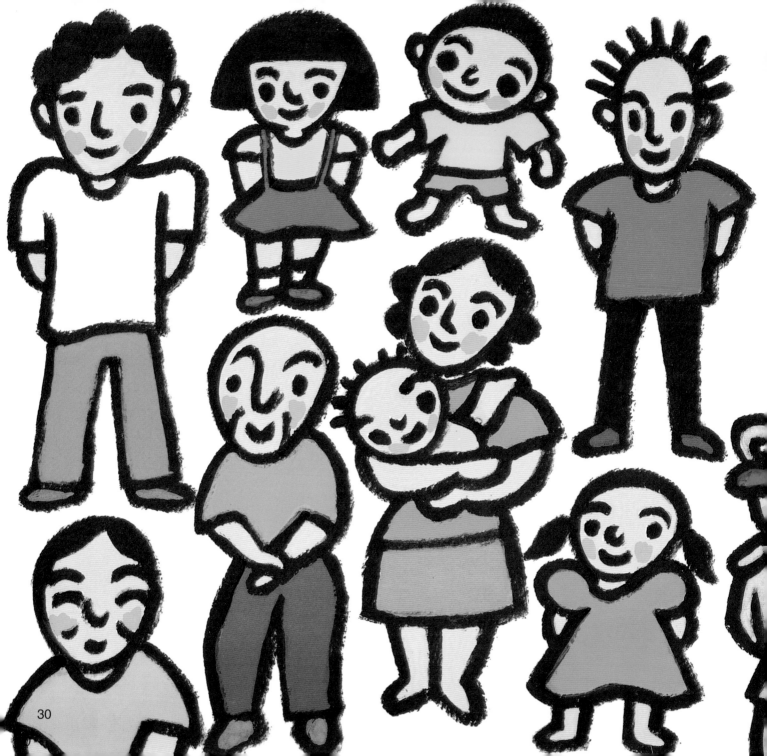

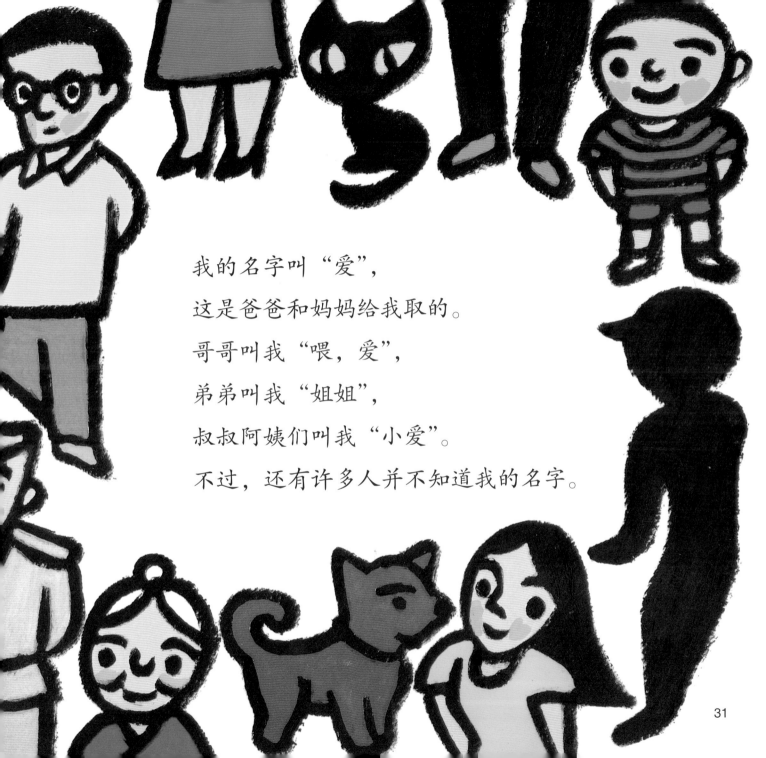

我的名字叫"爱"，
这是爸爸和妈妈给我取的。
哥哥叫我"喂，爱"，
弟弟叫我"姐姐"，
叔叔阿姨们叫我"小爱"。
不过，还有许多人并不知道我的名字。

我就生活在这许许多多人之中。

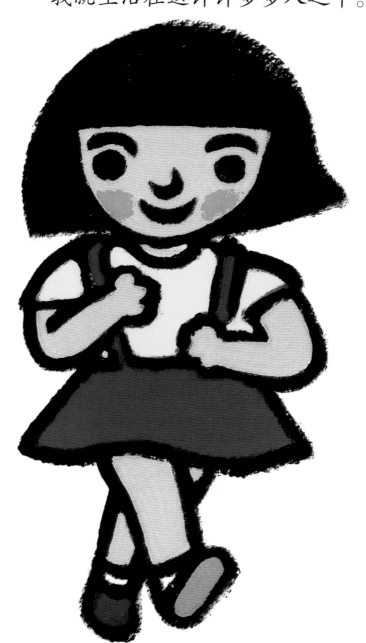

给读这本书的父母

山本直英 （日本"人类与性"教育研究所所长）

"'学会爱自己'性教育绘本"系列之《爱的故事》的主人公叫"爱"。"爱"的父亲在本书中并没有出现，"爱"从同为女性的妈妈那里听到了许多重要的话，明白了"我的身体和心灵在这个世界上是唯一的"。

写这本书的目的是通过一个叫"爱"的健康小姑娘的讲述，来教育女孩要用心守护自己的身体。

众所周知，在美国有许多孩子遭遇性侵犯的案例。因此，每个家庭和学校都在为保护孩子而努力。那么大家觉得最有效的方法是什么呢？

那便是让孩子自己来保护自己。于是，书店里的儿童书架上到处都是这方面的图书，而且种类多种多样，甚至还涉及被父亲欺负的少女如何摆脱痛苦这样的主题。这些图书显示了大人们拼命保护孩子的决心，也很好地反映了美国人"有用的东西才有价值"的哲学。

目前，在我们的社会中，诱拐儿童等针对孩子的犯罪日益增多。预防此类事件的发生是大人的责任，但是我们也应该把从美国学到的"自己保护自己的身体"这一方法告诉孩子们。在教育孩子的过程中，一定要反复地向孩子传达这个信息。如果不像此书一样具体讲明，而只是说"触摸某个地方"，那是没有效果的。很遗憾，在我们这个世界上有很多做坏事的大人，所以告诉孩子们保护好自己是非常必要的。"私密地带"是不是一个应该普及的词语呢？"私密地带"就是人权。"私密地带"就是性。所以，性以及性器官都应该作为人权好好保护。主人公"爱"的"最能保护我的身体的，就是我自己"的坚强意志，最好也传达给孩子。"爱"生活在许多人之中，生活在比坏人要多得多的好人和亲人之中。

倒数第二张图片上有许多人，大家看了以后有什么发现吗？是的，其中有不久就要和"爱"相遇的"海"。（在孩子发现之前不要告诉他们，让他们自己去寻找。）

教育"爱"和"海"成为自己身体的主人，这是教育他们自立的第一步。

OKASAN TO MIRU SEI NO HON

WATASHI NO HANASHI

Copyright © 1992 by Naohide YAMAMOTO and Shizuko WAKAYAMA

First published in 1992 in Japan by DOSHINSHA Publishing Co., Ltd.

Simplified Chinese translation rights arranged with DOSHINSHA Publishing Co., Ltd.

through Japan Foreign-Rights Centre/Bardon-Chinese Media Agency

Simplified Chinese translation copyright © 2020 by Beijing Science and Technology Publishing Co., Ltd.

著作权合同登记号　图字：01-2011-5196

图书在版编目（CIP）数据

爱的故事/(日)山本直英，(日)和歌山静子著；王伦译. ——北京：北京科学技术出版社，2020.9（2021.2重印）
（"学会爱自己"性教育绘本）
ISBN 978-7-5714-0958-6

Ⅰ.①爱… Ⅱ.①山… ②和… ③王… Ⅲ.①性教育－儿童读物 Ⅳ.①R167-49

中国版本图书馆CIP数据核字（2020）第082835号

爱的故事（"学会爱自己"性教育绘本）

作　　者：〔日〕山本直英　〔日〕和歌山静子	译　　者：王　伦
策划编辑：肖　潇	责任编辑：刘　洋
责任印制：张　良	图文制作：博雅思
出 版 人：曾庆宇	出版发行：北京科学技术出版社
社　　址：北京西直门南大街16号	邮政编码：100035
电话传真：0086-10-66135495（总编室）	0086-10-66113227（发行部）
0086-10-66161952（发行部传真）	
电子信箱：bjkj@bjkjpress.com	网　　址：www.bkydw.cn
经　　销：新华书店	印　　刷：北京捷迅佳彩印刷有限公司
开　　本：889mm×1060mm 1/20	印　　张：2
版　　次：2020年9月第1版	印　　次：2021年2月第2次印刷
ISBN 978-7-5714-0958-6	

定价：39.00元